Jakleen Bebawy

Doenças dos búfalos

Jakleen Bebawy

Doenças dos búfalos

Uma revisão sobre a etiologia, o diagnóstico e o tratamento nos anos (2005-2023) e de forma semelhante às doenças dos bovinos

ScienciaScripts

Imprint

Cover image: www.ingimage.com

This book is a translation from the original published under ISBN 978-3-659-96019-2.

Publisher:
Sciencia Scripts
is a trademark of
Dodo Books Indian Ocean Ltd. and OmniScriptum S.R.L publishing group

120 High Road, East Finchley, London, N2 9ED, United Kingdom
Str. Armeneasca 28/1, office 1, Chisinau MD-2012, Republic of Moldova, Europe
Managing Directors: Ieva Konstantinova, Victoria Ursu
info@omniscriptum.com

Printed at: see last page
ISBN: 978-620-8-39623-7

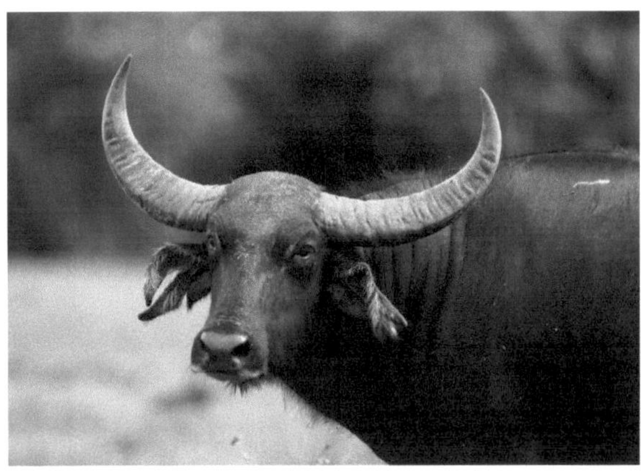

Doenças dos búfalos - uma revisão sobre a etiologia, o diagnóstico e o tratamento nos anos (2005-2023) e de forma semelhante às doenças dos bovinos

Jakleen Halim Tawfik Bebawy

Instituto de Investigação em Saúde Animal de Assiut (AHRI), Centro de Investigação Agrícola (ARC)

Jakleen Halim Tawfik

jakleenbebawy43@gmail.com

ÍNDICE DE CONTEÚDOS

RESUMO

A população mundial de búfalos é provavelmente de 150 a 180 mil cabeças. A Índia possui cerca de 50% da população mundial desta espécie animal. O búfalo passou a ocupar um lugar importante como produtor de leite, carne e tração em certos países em desenvolvimento, como o Egito. Foram efectuadas muitas investigações para o conhecimento científico das doenças dos búfalos e dos bovinos. Foram realizados trabalhos de investigação sobre fisiologia, produção, nutrição reprodutiva e muitas doenças que afectam os búfalos em muitos países do Norte e do Sul de África, como o Egito. No entanto, tem sido dada menos atenção à patologia destes animais. Este facto deve-se provavelmente à opinião geral de que as doenças dos búfalos são idênticas às dos bovinos e de que os búfalos apresentam uma elevada resistência a várias dessas doenças. A literatura revela, no entanto, que os agentes etiológicos das infecções, infestações, deficiências e lesões são realmente os mesmos para ambas as espécies animais, mas no que diz respeito ao processo patológico dos búfalos existem diferenças na prevalência, patogenicidade e sintomatologia. Por conseguinte, as medidas clínicas para o diagnóstico, prevenção e controlo das doenças dos búfalos não são muito semelhantes às dos bovinos. Este artigo relata os principais problemas de doenças que causam perdas económicas em búfalos nos últimos dez anos no Egito.

Todos os estudos tratavam da prevalência de doenças dos búfalos egípcios. A pesquisa bibliográfica foi efectuada através dos principais motores de busca e serviços de indexação: PubMed, Google, Google Scholar e Science Diret. Além disso, foram consultados repositórios universitários para obter teses de mestrado e doutoramento não publicadas. No total, 70 relatórios com 15.515 búfalos foram incluídos neste estudo. Uma estimativa da prevalência através de revisões para toda a literatura recolhida entre 2005 e 2023 para o tamanho do rebanho, composição animal, grupo etário e sexo dos búfalos identificados como potenciais factores significativos para as doenças

Palavras-chave búfalo, febre aftosa, Egito, vaca

CORPO PRINCIPAL

Os búfalos, especialmente os búfalos egípcios, eram originários de países vizinhos como a Índia, o Irão e o Iraque. Segundo alguns, tal terá acontecido por volta do século VII. Desde então, os búfalos tornaram-se uma parte vital da economia e da vida doméstica. Há centenas de anos que fornecem carne, leite e couro10 . Não há distinção entre os búfalos, exceto a região de onde provêm. O búfalo egípcio tem uma pele cinzenta escura com cornos em forma de lira ou espada (3,5). A cabeça é considerada longa, com orelhas pendentes. O corpo é comprido e largo, com as costelas e a garupa inclinada para baixo, o que permite que a cauda seja baixa. O búfalo produz leite cerca de 280 dias por ano e rende cerca de 1200 kg. O búfalo é mais frequentemente encontrado em redor do delta do Nilo ou nas zonas que são uma mistura de paisagem rural e urbana (4,1,2).

Os búfalos provaram ser a solução perfeita para o clima e as condições agro-ecológicas do Egito. A sua robustez não só ajuda os agricultores a suportar os impactos das alterações climáticas, como também os choques económicos. No entanto, apesar das suas qualidades, o mercado de produtos lácteos a granel ainda não reconheceu o valor superior da sua carne e produtos lácteos saborosos (9). Os búfalos egípcios (Bubalus bubalis) pertencem ao tipo fluvial. Foram trazidos para o Egito em meados do século VII da Índia, do Irão e do Iraque (30). Caracterizam-se por uma boa capacidade de adaptação ao clima quente e húmido (18), resistência a muitas doenças e parasitas (14) e capacidade de utilizar alimentos grosseiros de baixa qualidade (42). Além disso, as búfalas produzem leite com elevado teor de gordura, que é mais preferido pelos egípcios do que o leite de vaca. Além disso, o Egito é o principal país africano a manter um grande número de búfalos, cerca de 3,9 milhões de cabeças (22). Cerca de 42% da estrutura da população de búfalos é constituída por vacas leiteiras, 6% por touros, 32% por novilhas e 20% por vitelos machos (60). Os búfalos desempenham um papel vital na segurança alimentar, fornecendo ao mercado local 44% e 39% do leite e da carne vermelha, respetivamente (9,6 7). Cerca de 97% da população de búfalos do Egito é criada em pequenas manadas do Ministério da Agricultura e das Terras Recuperadas (26), num sistema tradicional misto de culturas e pecuária, que é o principal sistema de criação de gado no Egito (44).

Os búfalos podem sofrer de doenças bacterianas, parasitárias, virais e outras.

DOENÇAS BACTERIANAS

Brucelose

Há uma impressão geral de que a bactéria *Brucella abortus* WWl é menos prevalente nos búfalos do que nos bovinos. No entanto, a brucelose tem sido considerada uma das mais importantes doenças zoonóticas dos búfalos em alguns países, como o Egito (8), a Itália (19,20), o Brasil (17), o Paquistão (16) e a Índia (11,14). Associada ao aborto, à retenção de placenta e à infertilidade, a brucelose causa um impacto económico grave na produção de búfalos. O diagnóstico da brucelose com base na presença de anticorpos *contra a Brucella* no soro sanguíneo é aparentemente duvidoso e necessita de mais investigação. De acordo com (13,15), o teste de aglutinação em tubo resulta em resultados falsos negativos e o teste do cartão resulta em resultados falsos positivos. O teste do rivanol parece ser superior aos outros testes em termos de exatidão. De acordo com (12,18), o teste de eletroforese contra-imune é mais adequado para o diagnóstico da brucelose em búfalos. Não se conhece nenhum tratamento prático eficaz e os esforços são dirigidos para o controlo e a prevenção. A vacinação com a estirpe 19 de B. aborts é amplamente utilizada em búfalos e é eficaz no aumento da resistência à infeção. Os animais vacinados são geralmente resistentes à infeção (imunidade celular) durante cerca de 8 a 10 anos. Outra vacina, a bactéria B. aborts 45/20 em adjuvante, ganhou aceitação generalizada nalguns países. De acordo com (30), essa vacina pode induzir imunidade

Tuberculose

O búfalo era suscetível ao Mycobacterium bovid como o gado. No entanto, a doença nos búfalos é menos prevalente em alguns países, talvez devido ao seu modo de vida extensivo (31, 32). Entre as condições ambientais que favorecem o desenvolvimento da tuberculose encontram-se os estábulos com falta de ventilação, os edifícios húmidos e a manutenção de muitos animais juntos. A prova tuberculínica apresenta um maior grau de reação alérgica inespecífica, provavelmente devido ao seu hábito de chafurdar em locais com maior número de bactérias semelhantes ao M. bovis. Por conseguinte, a prova da tuberculina simultânea (PPD de mamíferos e aves) é registada em casos duvidosos. A interpretação do teste de tuberculina com base em protocolos aceites em bovinos é incorrecta, porque a gravidade da reação foi muito maior do que a habitualmente observada em bovinos. Nos búfalos reactivos positivos, a reação tuberculínica dos mamíferos era quente, edematosa e dolorosa. De acordo com (33), as lesões da tuberculose nos búfalos encontravam-se mais frequentemente nos gânglios linfáticos retrofaríngeos e mediastínicos, (34) e, segundo o fármaco anti-tuberculose ácido iso-nicótico hidrazina, não existia nenhum agente terapêutico prático para o tratamento da tuberculose dos búfalos,

Septicemia hemorrágica

Existe um consenso geral de que os búfalos são mais susceptíveis à septicemia hemorrágica causada por *Pasteurella multocida* do que os bovinos, embora as provas quantitativas sejam escassas. A doença afecta gravemente os búfalos, especialmente na Índia (84), no Ceilão (85), no Japão (86), nas Filipinas, na Indonésia, na Malásia e na Tailândia (87). De acordo com (88), há relatos de ocorrências esporádicas ligeiras em alguns Estados europeus, bem como na URSS. O estado endémico é também notificado em muitos Estados da América do Sul, mas não foi comunicada qualquer combinação da doença através da identificação do serótipo. Esta doença é mais prevalente em situações em que as práticas de criação são deficientes. A maioria dos países reconhece taxas de morbilidade mais elevadas nos animais com menos de 2 anos de idade (89). Num caso típico de *pasteurelose*, as primeiras lesões óbvias são o edema subcutâneo com líquido sero-gelatinoso, particularmente na garganta submandibular e na região do peito. A partir do momento em que surgem sinais visíveis, o tratamento é de pouca utilidade. O único método prático consiste em iniciar o tratamento imediatamente após a observação de um aumento da temperatura. Nesta fase, a terapêutica antibacteriana é eficaz (87).

A sulfadimidina por via intravenosa e os antibióticos de largo espetro por via intramuscular são eficazes e convincentes (90). São utilizados vários tipos de vacinas. As vacinas com precipitado de alúmen e gel de hidróxido de alumínio são atualmente as mais utilizadas. A imunidade para os 4 aos 6 meses é geralmente desejada.

Mastite Infecções do úbere

É a doença económica mais importante com que se confrontam as explorações leiteiras de búfalas, embora a incidência de mastite nas búfalas seja muito menor do que nos bovinos. Apesar de as tetas das búfalas serem relativamente pendentes e compridas, mais susceptíveis de serem feridas do que as das vacas, os esfíncteres das tetas contêm mais músculo liso, fibras e vasos sanguíneos do que os das vacas, o que pode funcionar como uma barreira contra as infecções. As búfalas foram as mais afectadas pela mastite subclínica. Os testes mais adequados para o diagnóstico de mastite subclínica em búfalas são o teste de Whiteside modificado, o California Mastitis Test e a contagem de cloretos. Estes testes não são muito satisfatórios para a pré-deteção da infeção clínica do úbere, no entanto, a sua adoção no exame de rotina ajudou a selecionar os animais que provavelmente têm matinas (9). De acordo com (92), os principais organismos responsáveis pela mastite latente em búfalas são os estafilococos (74,71%) e os estreptococos (21,13%). O tratamento com antibiótico adequado intra-mamário resulta numa recuperação completa. O fator mais importante para um tratamento bem sucedido da mastite é a remoção completa e quase contínua da secreção do quarto afetado.

Perna preta

A doença é causada por Clostridium chauvoei. Ocorre normalmente em estações chuvosas e em zonas de cheias e pântanos. A maioria dos casos ocorre em animais de 6 a 18 meses de idade, mas alguns casos em bezerros jovens de 6 semanas foram observados. Os sintomas caracterizam-se por inchaço enfisematoso nos músculos pesados. O pernilongo desenvolve-se espontaneamente e geralmente nos melhores búfalos do seu grupo, ocorrendo surtos em que alguns casos são detectados todos os dias durante vários dias. A ocorrência de uma doença febril rapidamente fatal em animais jovens bem nutridos, com inchaços crepitantes dos músculos pesados, sugere um diagnóstico de perna preta. O músculo afetado é vermelho escuro a preto, seco e esponjoso, com um odor adocicado. Com poucas excepções, a doença termina fatalmente em 12 a 36 horas após o aparecimento dos primeiros sintomas. No controlo, os vitelos devem ser vacinados duas vezes, aos 2 e 6 meses de idade. Em áreas de alto risco, pode ser necessária a revacinação um ano depois. O tratamento dos casos clínicos pode ser tentado com penicilina em grandes doses por via parentérica

. ***Leptospirose***

A doença assumiu importância económica com a intensificação das manadas leiteiras de búfalos em muitos países. Causada por um ou mais serotipos de leptospiras, principalmente Leptospira pomona, a doença é geralmente assintomática em búfalos mais velhos. No entanto, na forma aguda, os sintomas são prostração, anorexia, hemoglobina ureia, anemia e iterícia. O modo comum de infeção natural é o contacto com a urina ou a ingestão de alimentos ou água contaminados com urina.

DOENÇAS PARASITÁRIAS

Ascaridíase

Causada por Toxocara (Syn. Neoascaris) vitulorum, um grande verme intestinal redondo. É o parasita mais comum e patogénico dos vitelos jovens de búfalo. É a principal causa de mortalidade de vitelos de búfalo em países como o Paquistão (1), Ceilão (2), Índia (3), Malásia (4), Egito (5), Filipinas (6), Tailândia (7) e Brasil (8). As infecções patentes são mais comuns em vitelos com menos de três meses. Em rebanhos de búfalos não controlados, o aumento da morbilidade e da mortalidade neste grupo etário aproxima-se frequentemente dos 100% e 40%, respetivamente, depois declina rapidamente e as infecções são raras em animais com mais de seis meses de idade. Muitos autores (9), (10), (11), (12), (13), (14), (15) atribuíram que a via habitual de infeção dos vitelos búfalos é a via mamária. As larvas infectantes presentes no colostro são transmitidas da vaca para o vitelo, (16) relataram a infeção pré-natal. O feto é infetado pela ingestão de larvas presentes no líquido amniótico. Os animais infectados tornam-se extremamente emaciados e pouco ágeis, apresentando faces aquosas com colarinho de Snelling, ar áspero, anorexia, convulsão e coma. A principal causa de morte é devida à obstrução do trato intestinal causada pelas bolas de vermes adultos. Alguns autores (17), (18), (19) associaram o coliforme (Escherichia coli) à mortalidade de animais paradisíacos. A medida de controlo depende exclusivamente do esquema de desparasitação regular, porque as larvas são transmitidas aos vitelos através da mãe. No entanto, as condições de higiene são fundamentais nas medidas de profilaxia. (20) indicaram um programa adequado de desparasitação em bezerros búfalos antes do desmame, aos l S, 30, 60 e 180 dias de idade, por via oral.

Coccidiose

A elevada taxa de mortalidade de vitelos búfalos infectados por espécies de Eimeria (E. zuernii, E. bovis, E. auburnensls, E. ellipsoldalts, E. bareil1y) foi registada no Ceilão (21), na Índia (22), em Itália (23) e no Brasil (24). A coccidiose é normalmente uma doença dos búfalos jovens, de 1 ou 2 meses a 1 ano de idade, especialmente em efectivos em condições insalubres. A doença é geralmente mais prevalente durante o inverno (25) ou durante o período menos chuvoso (24). O coccídio patogénico pode causar lesões na mucosa do intestino delgado inferior, do ceco e do cólon. Nas infecções ligeiras, o sinal mais caraterístico são as faces aquosas e pouco ou nenhum sangue é visível nas faces. Os animais gravemente afectados podem desenvolver uma diarreia que consiste em fluido sanguinolento fino ou faces finas contendo estrias 01' coágulos de sangue, fragmentos de epitélio e muco. Os búfalos perdem o apetite, ficam deprimidos e desidratados, perdem peso e os quartos traseiros e a cauda ficam sujos de excrementos fecais. Pode ocorrer a morte durante o período agudo. A profilaxia da coccidiose clínica baseia-se em boas práticas de alimentação, bom maneio e atenção aos princípios de saneamento dos animais. O tratamento com sulfonamidas dá resultados satisfatórios contra a coccidiose.

Nemátodos Trichostrongyles

A infeção gastrointestinal parasitária por nemátodos Trichostrongyles em búfalos foi registada na Índia (36; 35; 30), Jugoslávia (29), Austrália (30), Egito (31) e Brasil (37; 40). As infecções subclínicas com o consequente atraso de crescimento e debilidade têm sido descritas há muito tempo como o quadro clássico de parasitismo gastrointestinal em búfalos. Os mais importantes parasitas estomacais são Haemonchus contortus e Trichostrongylus axei, embora as lesões causadas por esses parasitas ocorram mais comumente em animais jovens do que em adultos. No intestino delgado são comuns o Bunostomun plebotomun e a Cooperia punctata. No intestino grosso, o Oesophago stomum radiatum é mais numeroso. A anemia, a anorexia, a fraqueza, a diarreia, a desidratação e a perda de peso progressiva são os sinais marcantes desta doença. Para o controlo preventivo, é necessário tratar todo o efetivo em determinados períodos do ano para evitar a acumulação de infecções debilitantes. O momento para estes tratamentos de rotina deve ser determinado com base nas condições da zona e dos efectivos específicos. Os búfalos que permanecem em áreas pantanosas da região amazónica não sofrem de helmintíase, provavelmente porque os ovos de nemátodos podem não se desenvolver devido à submersão na água e à falta de oxigénio. A nutrição adequada é de suma importância no controle de doenças gastrointestinais parasitárias, pois aumenta a resistência dos animais ao parasitismo ou aos efeitos de infecções parasitárias (38).

Fascíolíasis

De acordo com Griffiths (39), o búfalo no seu habitat natural, no qual os caracóis vectores de parasitas trematódeos são susceptíveis de ocorrer em grande número, está sujeito a uma forte infeção por espécies de Fascicle (F. hepatica; F. gigantic). Em muitos países, como as Filipinas (34), o Egito (35), Singapura (36), a Turquia (37), Taiwan (38), o Brasil (39), o Iraque (40), o Paquistão (41) e a Índia (42), verificam-se elevados prejuízos económicos devido à fasciolíase, sob a forma de redução da produção de leite, baixo peso corporal, má qualidade da carcaça e condenação dos fígados. A ocorrência foi registada mais frequentemente em búfalos adultos com menos de dois anos de idade. No Brasil, a fasciolíase foi observada na região Sul, enquanto que na região Norte (Amazônia) praticamente não existe, o que pode ser devido à necessidade de um sistema multifatorial que compõe hospedeiros, agentes parasitários e transmissores(50)

Pedículosís Infestação por piolhos

causada pelo piolho sugador Haematopinus tuberculatus é a doença ectoparasitária mais grave dos búfalos em muitas partes do mundo, como a Índia (43), o Paquistão (44), o Brasil (45), o Egito (46) e a Argentina (47). As infestações são determinadas mais pelo tipo de explorações leiteiras (explorações sem higiene). Esta infestação de piolhos reduz a produção de leite e atrasa os ganhos das manadas leiteiras. Os vitelos albergam geralmente mais piolhos do que os adultos. As grandes infestações por este parasita contribuem para a falta de frieza, a irritação e a preocupação causadas pela presença constante no corpo e pelas suas picadas. O hospedeiro não parece sofrer tanto com a perda de sangue sugado. A fêmea adulta põe ovos que acabam por se fixar em grande número nos pêlos esparsos dos animais parasitados (42). As infestações numa manada não são geralmente uniformes; alguns animais estão muito infestados, outros estão praticamente livres de piolhos(49). A luz solar, a temperatura elevada da pele e a estação seca limitam a população de piolhos nas regiões tropicais. O método habitual de transmissão de um hospedeiro para outro é por contacto, tendo sido relatados excelentes resultados por (48) no controlo com lavagens com triclorfeno. Foram necessários dois tratamentos; o primeiro matou todas as ninfas e adultos; o segundo, 18 dias depois, matou todos os piolhos que eclodiram. Uma dose de 0,4 mg de Ivermectina por kg de peso vivo por via subcutânea também apresentou melhores resultados no controlo desta doença ectoparasitária.

Mange

nos búfalos, causada pelo género Sarcoptes, é há muito reconhecida como um problema dermatológico comum na Índia (49). Normalmente, o impacto da sarna nos búfalos reside no seu estado geral de saúde, crescimento e produtividade, mas em infestações graves, especialmente em animais jovens, a doença pode ter um desfecho fatal (50). A doença é mais comum em animais com menos de um ano de idade e em animais anuais confinados. As flutuações da temperatura ambiente afectam a incidência. A prevalência é mais elevada na temperatura mineira. A humidade relativa não afecta o nível de incidência. As lesões causadas pela sarna consistem em numerosas pápulas seguidas da formação de crostas hemorrágicas (53). Os pêlos começam a cair. As lesões estavam presentes principalmente na base dos chifres e na região auricular, talvez devido aos hábitos fisiológicos dos búfalos de chafurdar na água. É suposto que as regiões do corpo permaneçam acima da água durante o chafurdar. No entanto, as lesões também aparecem no dorso, no ventre e nas patas. De acordo com os Anais do IV Congresso Mundial de Balliol, VaI. I São Paulo, Brasil - 1994 211 (51) e (52), o tratamento foi efectuado através de aplicações por pulverização com insecticidas. Uma vez que o ácaro passa de ovo a fêmea ovígera em 10 dias (55), são necessárias três aplicações em intervalos semanais.

Tripanossomíases

A infeção causada pelo Trypanosoma Evans foi registada em búfalos na Índia (54, 55, 56) e por T. vivax no Brasil (57, 58, 59, 60, 61). A infeção nos búfalos é geralmente latente e não apresenta sintomas. O habitat natural dos búfalos em zonas pantanosas e alagadiças é favorável à transmissão pela mosca do turbante. A primeira prova da infeção é a emaciação rápida e progressiva com depressão e anemia progressiva. Os quartos traseiros balançam de um lado para o outro, com os membros inferiores articulados. O edema das pálpebras, acompanhado de condutividades muco purulentas, é outro sintoma comum. A urina é amarela e turva e, ocasionalmente, contém albumina e sangue. Normalmente, a doença tem um curso crónico, com uma duração de 1 a 6 meses. É provavelmente transmitida de animal para animal apenas pelas picadas de moscas e piolhos sugadores. O tratamento consiste em isolar os casos individuais, tratando-os entretanto com injecções de Dirninazene e Oxytetracicline (61) ou Berenil à razão de O.8/100kg de peso corporal (62).

Ftlarlasís A incidência de diferentes géneros de vermes filariais (Seta ria, Stephanoflla ria, Onchocerca, Parafilaria, Eleophora, Thelazia) foi relatada em búfalos em alguns países como a Índia (63,65,), Egito (67,69), Austrália (70), Brasil (66) e Filipinas (68). Os sintomas clínicos são diversos, em conformidade com o género parasitário. Dermatite, bursite e aortite são os sintomas mais comuns. As erupções cutâneas nodulares e hemorrágicas são bastante familiares em búfalos parasitados por Parajilaria bovtcota. Os nódulos aparecem geralmente na axila, na virilha e no prepúcio. O tratamento da filaríase com um grande número de medicamentos, incluindo detrain, sulfóxido, tiabendazol, azinidina, berenil, clorofos e ivermectina, foi experimentado para o tratamento da filaríase. A transmissão é feita por vectores como tabanídeos, piolhos e mosquitos(64).

Corno das várias espécies de "moscas

que infestam e ferem os búfalos, as principais são sugadoras de sangue, causando incômodo e dor devido às suas picadas. A mosca doméstica Haematobia iron tansi, introduzida na América do Sul através da Colômbia e agora é encontrada no Brasil, é o problema sério para os rebanhos de búfalos. O incômodo e a irritação causados pelas moscas domésticas são responsáveis por perdas consideráveis durante a estação em que as moscas são abundantes. Os búfalos muitas vezes recusam-se a pastar durante o dia e procuram proteção escondendo-se em arbustos ou capim alto até ao anoitecer, quando as moscas estão menos activas. Na Ilha de Marajó ocorrem altas populações do parasita. A cor preta do búfalo parece atrair a mosca, porém o odor do animal parece afugentar o parasita. Maior prevalência no início e no final da estação chuvosa. O controle é feito basicamente com inseticidas em spray.(65)

DOENÇA VRAL

Febre aftosa

A febre aftosa (FA) é a doença viral transfronteiriça dos ruminantes mais importante do ponto de vista económico, que afecta o gado bovino, nomeadamente a nível nacional, regional e dos produtores individuais, impedindo o país de gerar receitas com o gado e limitando a sua capacidade de participar no comércio internacional (67,68). Esta situação deve-se ao carácter extremamente contagioso e agudo do vírus da febre aftosa, que afecta todos os animais biungulados. Assim, impõe embargos comerciais aos animais vivos e aos seus produtos, constituindo um estrangulamento da produção e da produtividade (63). De acordo com a Organização Mundial de Saúde Animal, a febre aftosa é uma doença da lista A e ocupa o primeiro lugar entre as doenças infecciosas animais (52). O vírus causador da febre aftosa está classificado no género Aphthovirus, que pertence à família Picornaviridae. A infeção com o vírus da febre aftosa é caracterizada por doença febril, perda de apetite, erupções vesiculares na mucosa da boca, salivação e vesiculite nos espaços interdigitais e bandas coronárias das patas e tetas, bem como morte súbita dos vitelos (59). O vírus da febre aftosa tem sete serotipos imunologicamente comprovados, nomeadamente O, A, C, Asia 1, Southern African Territories (SAT)-1, SAT-2 e SAT-3 (42).

Imunologicamente, estão segregados vários subtipos com propriedades antigénicas e genéticas distintas devido à elevada taxa de mutação do vírus (19). Existe uma diferença entre os sete serótipos do vírus e a sua distribuição em todo o mundo (70; 65). Destes serotipos, cinco serotipos (O, A, C, SAT-1 e SAT-2) foram documentados na Etiópia (1; 55). Além disso, dentro de cada serótipo, existem numerosas estirpes biotípicas e tipos superiores que podem ser tipificados através de testes genéticos e serológicos, em que a infeção com um serótipo pode não conferir imunidade contra outras estirpes (65). Os serótipos O e A são responsáveis por perdas económicas consideráveis no sector pecuário do Egito e da Etiópia (23; 29; 34).

A suscetibilidade varia em função do estado de vacinação, da virulência do vírus, da idade dos animais e de certos factores de stress, como um estado nutricional deficiente. A doença nos búfalos tem geralmente uma duração mais curta com uma recuperação rápida. Os sinais clínicos da doença são semelhantes aos observados habitualmente nos bovinos, mas as lesões na boca podem ser mais graves do que nas patas. Nos casos agudos, os búfalos ficam durante muito tempo mergulhados em água ou com febre na boca e têm dificuldade em comer devido a uma rápida perda de carne. Pode ocorrer uma invasão bacteriana secundária das vesículas erupcionadas, nomeadamente na alimentação. O período de incubação é variável, geralmente de 3 a 6 dias. Em casos excepcionais, pode não se manifestar durante 18 a 20 dias. As vacinas quimicamente inactivas, preparadas a partir de vírus propagados em bovinos e suspensos num adjuvante, têm sido utilizadas com êxito considerável em alguns países. De acordo com (64), embora os búfalos possam parecer recuperar-se completamente da infeção por febre aftosa, ainda assim um número de animais geralmente permanece portador do vírus por um longo período, servindo como foco para novos surtos da doença. A ocorrência da febre aftosa a nível nacional desacelera a geração de rendimentos ao limitar severamente as oportunidades comerciais (21; 25). No caso dos sistemas agrícolas mistos de pequena escala, ocorrem grandes perdas quando os surtos afectam os bois de tração durante a época de cultivo; a febre aftosa também causa perdas consideráveis na produção de leite e no peso dos animais leiteiros e de engorda, respetivamente. Especialmente para as crianças das zonas rurais, o leite é um alimento fundamental a nível familiar (53). A morte e o sofrimento significativos do gado devido à febre aftosa são particularmente observados durante períodos de seca ou numa idade precoce que limita o acesso a alimentos e água. Além disso, o estatuto de um país em matéria de febre aftosa é um fator determinante para o comércio internacional de produtos animais, o que significa que a presença de febre aftosa constitui um bloqueio operacional. Além disso, pode levar a uma destruição substancial do turismo devido à limitação da deslocação humana (12).

Raiva

A doença ocorre ocasionalmente em búfalos em áreas onde é enzoótica. Praticamente, todos os casos de raiva em búfalos são transmitidos pelo morcego vampiro (Dermodus rotundus), através da própria saliva infetada. Os locais mais comuns de mordedura são ao redor dos olhos e na região da vulva. Os sintomas não costumam seguir o quadro da raiva furiosa. Os búfalos apresentam geralmente sintomas de ataxia ou incoordenação, com uma postura ampla dos membros anteriores, timpanismo, ranger de dentes, anorexia e obstipação. A morte sobrevém rapidamente. Os búfalos apresentam geralmente os sintomas 20 a 25 dias após a infeção. A prevenção foi feita com a vacinação anual de todos os animais.

Varíola dos Búfalos

A doença parece ser específica dos búfalos e foi registada sob forma epidémica em alguns países como a Índia (9), a Indonésia (35), a Itália (11) e o Paquistão (7). Considera-se que a WIlB é causada pelo vírus da varíola bovina devido à sua proximidade clínica com as infecções pelo vírus da varíola bovina (8). A doença é de natureza zoonótica, uma vez que o homem é infetado através do contacto com animais ou materiais infectados. As lesões típicas da varíola ocorrem nas tetas, no úbere e à volta da narina, mas, na forma generalizada, as lesões em vários estádios estão presentes em todo o corpo. O espessamento das tetas, a estenose dos canais de leite e a mastite são sequelas comuns desta infeção (5). Apesar de a doença ser considerada uma doença económica para muitos investigadores, ainda não foram formulados programas para o seu controlo. É necessário desenvolver uma vacina adequada e realizar estudos epidemiológicos para envolver um programador eficaz para o seu controlo. De acordo com (1), o tratamento com pensos regulares de anti-sépticos e antibióticos resulta numa recuperação completa.

Papilomatose cutânea

A doença, vulgarmente conhecida por verrugas, é uma doença muito disseminada com uma importância económica considerável, pelo menos para a indústria da pele. A causa das verrugas nos búfalos foi estabelecida como sendo um vírus, sendo a localização favorita do papiloma nos búfalos a espádua, o peito e o pescoço. Estes são normalmente muito mais macios e estão bem providos de vasos sanguíneos. A sua cor é cinzenta turva ou castanha acinzentada. A sua consistência é variável. A tração, a ligadura ou a cirurgia nem sempre são medidas praticáveis no tratamento da papilomatose cutânea em búfalos. A recuperação espontânea foi finamente retardada durante 18 a 24 meses. O tratamento por auto-hemoterapia teve uma boa resposta na cura da papilomatose.

Doença da pele nodular

A doença da pele nodular é reconhecida como uma doença transfronteiriça e emergente dos bovinos, búfalos e outros ruminantes selvagens. Inicialmente restrita a África e, desde 1989, ao Médio Oriente, a recente propagação sem precedentes pela Eurásia demonstra até que ponto esta doença é subestimada e negligenciada. A identificação inicial do agente causador da DCL como um poxvírus denominado vírus da DCL, (Mazloum, A.et al 2023

Interação direta entre os ruminantes selvagens ou domésticos e os seus migradores
É evidente, com base na investigação atual que utiliza a epidemiologia molecular, que a mobilidade dos animais ligados ao homem é o principal fator que contribui para a transmissão da doença. Diesel notou isto pela primeira vez em 1949, sugerindo que o LSD se propagava principalmente por auto-estradas e caminhos-de-ferro. A migração de animais infectados faz com que a doença se propague a longas distâncias e através das fronteiras, enquanto o contacto direto ou a transmissão mecânica através de insectos pode fazer com que a doença se propague a curtas distâncias (Sprygin et al., 2019b). Não tem sido feita muita investigação sobre a forma como os animais contribuem para a propagação da doença (Molini et al., 2021).

Controlo através da vacinação: Várias vacinas vivas atenuadas diferentes foram desenvolvidas e utilizadas em bovinos para proteção contra o LSDV. Estas vacinas têm sido referidas como homólogas quando a vacina deriva do mesmo capripoxvírus (LSDV) e heterólogas quando deriva de um capripoxvírus diferente (SPPV ou GTPV). É de notar que existem diferenças de eficácia e segurança entre as vacinas homólogas, bem como entre as vacinas heterólogas no que respeita à eficácia, pelo que é necessário ter cuidado ao descrever a vacina utilizada (Haegeman et al., 2021a,b).

DOENÇAS REPRODUTIVAS

Foram registadas várias anomalias reprodutivas dos búfalos machos e fêmeas (2, 10, 22,13,14, 5,60). A maioria das anomalias são anatómicas e fictícias e são normalmente encontradas em animais fêmeas. Nas búfalas pluriparus, os problemas obstétricos mais comuns são o prolapso da vagina e a retenção da placenta. Nas búfalas primiparus, as lesões ovario-vagino-vulvares e a distocia são os problemas mais importantes. Normalmente, a distocia é devida a uma posição ou postura anormal do feto (56,62%), torção do útero (27,72%), caquexia (9,64%) e embriopatias (6,02%). A incidência de retenção de placenta foi mais elevada durante a estação das chuvas. O natimorto foi significativamente maior entre as búfalas que pariram pela primeira vez. O sexo do bezerro teve influência na incidência de diferentes tipos de distúrbios do parto. A incidência de natimorto, distocia e prolapso do útero foi significativamente maior entre as novilhas que carregavam bezerros machos.

PERTURBAÇÃO MINERAL

Os búfalos em áreas com deficiências graves de fósforo são mais afectados pela falta deste elemento do que de energia e proteína. De acordo com (69), a deficiência de fósforo manifesta-se por proliferação excessiva de osso não qualificado, baixo crescimento, claudicação e articulações alargadas. Em condições de campo, observa-se habitualmente caquexia (100 %), anorexia (84 %), pelo eriçado e baço (78 %), claudicação (34 %), sustentação da articulação do carpo (23 %), cifose (17 %) e atrofagia, que leva à ingestão de madeira, terra e pedras (6 %). Podem ocorrer anestro e baixas taxas de conceção. O teor de fósforo do leite não diminui. A deficiência de cálcio não é normalmente observada nas búfalas. Uma mistura mineral simples com macronutrientes como o fósforo, o cálcio, o sódio, o potássio e o cloreto e com micronutrientes como o cobre, o zinco, o flúor, o iodo e o manganês são importantes para a produção e a saúde dos búfalos,

PLANTAS VENENOSAS

Provavelmente, são envenenados mais animais por esta fonte do que por todas as outras juntas. A intoxicação por plantas pode resultar de uma escassez de alimentos mais palatáveis, permitindo que animais famintos pastem em áreas onde existem plantas venenosas ou de descuido ao deixar material vegetal venenoso. Na região amazónica (65) descreveu uma fotossensibilização extensa em búfalos intoxicados por Lantana camera e Pithomices chart arum . Os animais também apresentaram iterícia, emaciação regressiva, mal-estar e anorexia. Muitas mortes também foram observadas em búfalos intoxicados por Arrabidaea bilabtata. A intoxicação de búfalos por Mimosa invisa (Var. indermis) foi relatada por (45). Os sintomas incluem salivação, rigidez, falta de investigação, tremor muscular, dispneia e morte após os animais terem ficado reclinados, 111e elementos tóxicos desta planta são cianeto e nitrito.

ANOMALIAS CONGÉNITAS

Nos búfalos, todas as malformações congénitas não são de origem genética. Também têm sido atribuídas a deficiências nutricionais maternas, substâncias tóxicas e outros factores ambientais. Podem afetar uma única estrutura ou função, envolver vários sistemas corporais 01' combinar alterações estruturais e funcionais, podem ser letais, semi letais e não letais. O sistema corporal mais afetado é o músculo-esquelético (53,7%). Os defeitos mais comuns são anátema, braquignaia, prognatismo, artrogripose, paresia espástica e hemia umbilical. No sistema intugmentar, os principais efeitos são hipotricose, fotossensibilidade e albinoidismo.

Tabela (1) Artigos de estudo incluídos na análise das doenças dos búfalos

Ano de publicação do autor	Ano de estudos	Viral Doenças %	Parasita Doenças %	Bacteria na Doenças %
Abdela (2017)	2016	28.2	21.1	14.2
Arzt (2018)	2017	25.31	18.5	15.2
Ferid et al., (2012)	2011	26.2	20.5	11.5
Mooser et al., (2018)	2017	27.5	19.5	18.8

Khurshid et al., (2021)	2020	28.1	17.3	12.4
Ali et al., (2017)	2016	24.2	21.7	12.58
Zerabruk et al., (2014)	2013	25.9	21.8	14.8

Tabela (2) Comparação dos valores vitais entre búfalos e bovinos

Parâmetros	búfalo	gado	Referências
Temperatura normal	38.2	38.5	Kardjadj 2017
Frequência respiratória	8-20	10-20	Ali et al.,2017
Frequência de pulso / min	40-60	50-80	Shome et al.,2017
Hb G/Id	11.5-15.5	8-14	Kobak e Pilarczyk 2012
Hemácias (T/I)	6-8	5-10	Li YS et al.,2014
Leucócitos G/I	7-9	4-12	Ayaz et al.,2014
PCV%	32-52	26-42	Abunna et al.,2017

CONCLUSÕES

As doenças dos búfalos são prevalecentes nos búfalos e afectam a exportação de animais vivos e dos seus produtos, uma vez que as doenças dos búfalos são doenças transfronteiriças. Por conseguinte, é imperativo aplicar estrategicamente políticas eficazes de prevenção, controlo e erradicação. A prevalência das doenças dos búfalos nos recém-nascidos é muito elevada em comparação com a idade adulta, sendo as doenças virais mais comuns nas manadas de búfalos do que as doenças parasitárias, bacterianas e outras. A resistência contra as doenças virais, parasitárias, bacterianas e outras é maior nos búfalos do que nos efectivos bovinos.

Discutir direcções futuras na investigação das doenças dos búfalos e do gado é uma excelente ideia! Aqui estão algumas áreas potenciais a serem exploradas:

1- Investigação genética: Investigar a resistência genética a doenças em búfalos e bovinos. Os avanços na genómica poderão conduzir a programas de criação que produzam gado mais resistente a doenças.
2- Desenvolvimento de vacinas: Concentrar-se no desenvolvimento de vacinas mais eficazes e duradouras para doenças prevalecentes como a febre aftosa e a doença da pele nodular.

3- Agricultura de precisão: Utilizar tecnologias como os dispositivos IoT e a IA para monitorizar a saúde dos animais em tempo real, permitindo a deteção precoce e o tratamento de doenças.
4- Práticas sustentáveis: Investigar métodos sustentáveis e ecológicos de controlo de doenças que reduzam a dependência de antibióticos e outros produtos químicos.

5-Colaboração global: Incentivar a colaboração internacional para combater as doenças transfronteiriças e partilhar conhecimentos e recursos.

6 - Impacto das alterações climáticas: Estudar a forma como as alterações climáticas afectam a propagação e a gravidade das doenças dos búfalos e do gado e desenvolver estratégias para mitigar esses efeitos.

REFERÊNCIAS

1. Abdela N (2017) Sero-prevalência, factores de risco e distribuição da febre aftosa na Etiópia. Ata Trop 169:125-132. https://doi.org/10. 1016/j.actatropica.2017.02.017

2.Abunna F, Fikru S, Chibssa T (2013) Sero-prevalência da febre aftosa (FMD) em Dire Dawa e arredores, Etiópia Oriental. Glob Vet 1:575-578. https://doi.org/10.5829/idosi.gv.2013.11.5.8113

3.Abubakar M, Javed Arshed M, Hussain M, Ethisham-ul-Haq, Ali Q. Serological evidence of Brucella abortus prevalence in Punjab, province, Pakistan - A cross-sectional study. Doenças Transfronteiriças e Emergentes. 2010. DOI: 10.1111/j/1865-1682.2010.01171.x

4. Adediran OA, Adebiyi AI, Uwalaka EC. Prevalência de espécies de Fasciola em ruminantes sujeitos a um sistema de gestão extensivo em Ibadan, no sudoeste da Nigéria. Revista Africana de Medicina e Ciências Médicas. 2014;43(Suppl):137-141

5.Ahmed B, Megersa L, 1-Abebe, R., A. Wossene e B. Kumsa. 2008. Epidemiology of Eimeria infections in calves in Addis Ababa and DebreZeit dairy farms, Ethiopia. Int. J. Appl. Res. Vet. Med., 6: 24-30.

6.Alemayehu G, Zewde G, Admassu B (2013) Avaliações de risco de doenças de pele grumosa na cadeia de mercado do touro Borena e suas implicações para os meios de subsistência e o comércio internacional. Trop Anim Health Prod 45:1153-1159. https://doi.

7.Ali S, Akhter S, Neubauer H, Melzer F, Khan I, Abatih EN, El-Adawy H, Irfan M, Muhammad A, Akbar MW, Umar S, Ali Q, Iqbal MN, Mahmood A, Ahmed H. Seroprevalência e factores de risco associados à brucelose bovina no planalto de Potohar, Paquistão. BMC Research Notes. 2017

8.Aman E, Molla W, Gebreegizabher Z, Jemberu WT (2020) Distribuição espacial e temporal dos surtos de febre aftosa na região de Amhara, na Etiópia, no período de 1999 a 2016. BMC Vet Res 16:185. https://doi.org/ 10.1186/s12917-020-02411-6

9.Ayelet G, Mahapatra M, Gelaye E, Egziabher BG, Rufeal T, Sahle M, Ferris NP, Wadsworth J, Hutchings GH, Knowles NJ (2009) Genetic characterization of foot-and-mouth disease viruses, Egypt, 1981-2007. Emerg Infect Dis J CDC. https://doi.org/10.3201/eid1509.090091

10.Ayelet G, Gelaye E, Negussie H, Asmare K (2012) Estudo sobre a epidemiologia da febre aftosa no Egito. Revue Sci et Tech (Int Of Epizoot) 31:789-98. https://doi.org/10.20506/rst.31.3.2153

11.Awel SM, Dilba GM, Abraha B, Zewde D, Wakjira BS, Aliy A (2021) Seroprevalência e deteção molecular do vírus da febre aftosa em bovinos leiteiros nos arredores de Adis Abeba, Etiópia Central. Vet Med Res Rep 12:187. https://doi.org/10.2147/VMRR.S317103

12. Azeb G (2015) Prevalência da febre aftosa do gado e seus deteminantes em distritos selecionados da região de Tigray, Etiópia. Dissertação de Mestrado, Universidade de Mekele

13-Aleksandro Schafer Da Silva 1, Leandro Sâmia Lopes, Jorge Damian Stumpfs Diaz, Alexandre Alberto Tonin, Lenita Moura Stefani, Denise Nunes Araújo Afiliações expandir. (2013) Surto de piolhos em búfalos: evidências de transmissão de Anaplasma marginale por piolhos sugadores Haematopinus tuberculatus Jun;99(3):546-7. doi: 10.1645/GE-3260.1. Epub 2012 Oct 10.

14-Baillier Tindall, Reino Unido. Sanchez, R.O., J.R. Romero e R.D. Founroge. 2008. Dinâmica da excreção de oocistos de Eimeria em bezerros leiteiros na Província de Buenos Aires (Argentina), durante seus primeiros 2 meses de idade. Vet. Parasitol., 151: 133- 138.

15.Bangoura, B., H.C. Mundt, R. Schmäschke, B. Westphal e A. Daugschies. 2011. Prevalência de Eimeria bovis e Eimeria zuernii em rebanhos bovinos alemães e factores que influenciam a excreção de oocistos. Parasitol. Res., 1: 129-138.

16. Belina D, Muktar Y, Girma B, Borenstein M, Hedges LV, Higgins JPT, Rothstein HR (2009) Introduction to meta-analysis. John Wiley & Sons, Ltd, Central Statistical

17.Beyene B, Tolosa T, Rufael T, Hailu B, Teklue T (2015) Febre aftosa em distritos selecionados do oeste da Etiópia: seroprevalência e factores de risco associados. Rev Sci Tech 34:939-952.

18.Bilal MQ, Hameed A, Ahmad T. (2009) ; Prevalência de parasitas gastrointestinais em vitelos de búfalo e vaca em áreas rurais de Tobatek Singh, Paquistão. *J Anim Plant Sci.* ;19:67-70. [Google Scholar]

19.BROWN, G. K., A. R. MARTIN, T. K. ROBERTS, AND R. H. DUNSTAN. 2005. Deteção molecular de Anaplasma platys em piolhos recolhidos de cães na Austrália. Australian Veterinary Journal 83: 101-102.

20.Chichester Brito B, Pauszek SJ, Hartwig EJ, Smoliga GR, Vu LT, Dong PV, Stenfeldt C, Rodriguez LL, King DP, Knowles NJ, Bachanek-Bankowska K, Long NT, Dung DH, Arzt J (2018) Uma história evolutiva tradicional de vírus da febre aftosa no Sudeste Asiático desafiada por análises de sequências de codificação de proteínas não estruturais. Sci Rep 8: 6472. https://doi.org/10.1038/ s41598-018-24870-6

Cicek, H., F. Sevimli, E. Kozan, M. Köse, M. Eser e N. Doğan. 2007. Prevalência de coccídios em bovinos de corte no oeste da Turquia. Parasitol. Res., 101: 1239-1243.

Daugschies, A. e M. Najdrowski. 2005. Eimeriose em bovinos: conhecimento atual. J. Vet. Med. B., 52: 417-427.

23. Dedrickson, B.J. 2006. Coccidiosis in Beef Calves. Alpharma. Animal Health Division Fort Lee, E.U.A.

24.Duval S, Tweedie R (2000) Trim and fll: a simple funnel-plot-based method of testing and adjusting for publication bias in meta-analysis. Biometrics 56:455–463. https://doi.org/10.1111/j.0006-341X.2000.00455.x

25. Elshrawaym NT, Mahmoud WG. Prevalência da infeção por fasciolíase (vermes do fígado) em bovinos e búfalos abatidos no matadouro municipal de el-Kharga, Egito. Veterinary World. 2017;10(8):914-1017. DOI: 10.14202/vetworld. 2017.914-917

26. FAO (2011). Base de dados estatísticos da FAO (http://www.faostat.fao.org). Acedido em 25 de janeiro de 2013

Ferid, D., Y. Amede e M. Bekele. 2012. Coccidiose de vitelos em explorações leiteiras selecionadas de dire dawa, Etiópia oriental. Glob. Veterinaria, 9: 460-464-

28.Fundaca¸ ˜o de Estudos Agra'rios Luiz de Queiroz, Piracicaba, Brasil, p. 1-54. GOMES, R. A., R. Z. MACHADO, W. A. STARKE-BUZETTI, AND M. A. BONESSO. 2008. Resposta imune-humoral de búfalos (' Bubalus bubalis) contra Anaplasma marginale (Theiler, 1910). Revista Brasileira de Parasitologia Veterina'ria 17: 73-80

29. Gelana M, Mersha T, Mideksa T, Abera H (2016) Estudo de sero-prevalência da febre aftosa em distritos selecionados da Oromia Ocidental. J Pharm Altern Med 13:15-8

30.Halmandge S, Suranagi MD, Murugeppa A, Sudhindra Kumar SP. (2005); Prevalência de ascaridíase em vitelos búfalos em Bidar e arredores. *J Vet Parasitol.*19:149-151. [Google Scholar

31.Harpreet, K. e K. Daljit 2008. Prevalence of gastrointestinal parasites in domestic animals of Patiala and its adjoining areas (Prevalência de parasitas gastrointestinais em animais domésticos de Patiala e áreas adjacentes). J. Vet. Parasitol, 22: 13-17.

32.Kaur H, Kaur D. (2008); Prevalência de parasitas gastro intestinais em animais domésticos de Patiala e áreas adjacentes. *J Vet Parasitol.*22:25-28. [Google Scholar].

33.Liu Y, Li F, Liu W, Dai RS, Tan YM, He DS, Lin RQ, Zhu XQ. (2009); Prevalence of helminths in water buffaloes in Hunan Province, China. *Trop Anim Health Prod.* 41:543-546. doi: 10.1007/s11250-008-9219-1. [PubMed] [Cruzar] [Google Scholar]

34. Muraleedharan K. (2005); Prevalence of gastrointestinal parasites of livestock in a central dry zone of Karnataka. *J Vet Parasitol.* 19:31-33. [Google Scholar].

35.Singh A, Gangwar AK, Shinde NK, Srivastava S. (2008); Gastrointestinal parasitism in bovines of Faizabad. *J Vet Parasitol.* 22:31-33. [Google Scholar].

36.Khurshid Z, Warsi I, Moin SF, Slowey PD, Latif M, Zohaib S, Zafar MS.Adv Clin Chem.2021;Análise bioquímica de fluidos orais para deteção de doenças. 100:205-253. doi: 10.1016/bs.acc.2020.04.005. Epub 2020 Jul 10.PMID: 33453866 Revisão.

37. Kardjadj M. A vacinação Rev-1 de pequenos ruminantes ajudou a melhorar o estado de prevalência da brucelose bovina na Argélia? Tropical Animal Health and Production. 2017;49(8):1783-1785. DOI: 10.1007/s11250-017-1370-0

38.Mooser C, Gomez de Agüero M, Ganal-Vonarburg SC.Curr Opin Microbiol(2018): Padronização em estudos de interação hospedeiro-microbiota: desafios, gnotobiologia como ferramenta e perspetiva. 2018 Aug;44:50-60.

39.Nguyen NT, LE TC, Vo MDC, Van Cao H, Nguyen LT, Ho KT, Nguyen QN, Tran VQ, Matsumoto Y. Alta prevalência de fasciolíase bovina nas zonas costeiras da província de Thua Thien hue, Vietname. O Jornal de Ciências Médicas Veterinárias. 79(6):1035-1042. DOI: 10.1292/jvms.16-0331

40. Jäger, M., M. Gualy, C. Bauer, K. Failing, G. Erhardt e H. Zahner. 2005. Endoparasitas em vitelos de manadas de bovinos

de carne: sistemas de gestão dependentes e influências genéticas. Vet. Parasitol, 131: 173-191.

41.JORGE, A. M., E C. L. FRANCISCO. 2011. Aspectos nutricionales del bufalo. Tecnologia Marcha ' 24: 105-120.

42. Lassen, B., A. Viltrop, K. Raaperi e T. Jarvis Buffalo Bulletin (abril-junho de 2017) Vol.36 No.2 437-435

43.Kassaw K, Afera B, Amasalu K, Hussien D (2013) Identificação do sorotipo e caraterização molecular da febre aftosa na região e arredores. Glob Vet 11:390-394. https://doi.org/10.5829/ idosi.gv.2013.11.4.7699

44. Kennedy, J.M. 2006. Coccidiosis in cattle. Alberta Feedlot, Management guide.

45.Khan, M.N., Tauseef-ur-Rehman, M.S. Sajid, R.Z. Abbas, M.A. Zaman, A. Sikandar e M. Riaz. 2013. Determinantes que influenciam a prevalência de coccidiose em búfalos paquistaneses. Pak. Vet. J., 33: 287-290.

46.Klockiewicz, M., J. Kaba, K. Tomczuk, E. Janecka, A.B. Sadzikowski, K. Rypuła, M. Studzinska e J. Małecki-Tepicht. 2007. A epidemiologia da coccidiose do bezerro (Eimeria spp.) na Polónia. Parasitol. Res., 101: 121-128.

47. Koutny, H., A. Joachim, A. Tichy e W. Baumgartner. 2012. Espécies de Eimeria bovina na Áustria. Parasitol. Res., 110: 1893-1901.

48. McKellar, A.Q. 2008. Gastrointestinal parasites of ruminants. Em Kahn, C.M., S. Line e S.E. Aiello (eds.) The Merck Veterinary Manual, Whitehouse Station, NJ, EUA.

49. Mengistu S (2016) Sero-prevalência da febre aftosa bovina em distritos selecionados da zona de Showa Oriental, estado regional de Oromia, Etiópia. GlobJ Sci Front Res 16(4):68-84. https://www.researchgate.net/publication/305699323 https://doi.org/10.20506/rst.34.3.2407

50.Mulatu G, Siraj M, Boneya G (2020) Seroprevalência e factores de risco associados à febre aftosa em bovinos na zona de West Shewa, Etiópia. Vet Med Int 2020:1-6. https://doi.org/10.1155/2020/ 6821809

51.Nalbantoglu, S., B. Sari1, H. Cicek e Z. Karaer. 2008. Prevalência de espécies de Coccidian no búfalo de água (Bubalus Bubalis) na província de Afyon, Turquia. Ata Vet. BRNO, 77: 111-116.

52.Kobak P, Pilarczyk B. 2012; Prevalência de parasitas gastrointestinais de búfalos de água criados na região da floresta de Notecka (Polónia). Boletim do Instituto Veterinário de Pulawy. 56:33-36

53.Li YS, McManus DP, Lin DD, Williams GM, Harn DA, Ross AG, Feng Z, Gray DJ. The Schistosoma Japonicum self-cure phenomenon in water buffaloes: Potential impact on the control and elimination of schistosomiasis in China. International Journal for Parasitology. 2014;44:167-171

54.Oluwadare, A.T., J.A. Ajayi, O.O. Ajayi, B.A. Ogwurike, O. Olaniyan e N.I. Ogo. 2010. Estudos sobre alguns aspectos da bionomia da coccidiose bovina no Estado de Plateau, Nigéria. Anais Nigerianos de Ciências Naturais, 10: 9-27.

55.OIE (2021) Febre aftosa (Infeção pelo vírus da febre aftosa).pdf

56.Priti, M., S.R.P. Sinha, S. Sucheta, S.B. Verma, S.K. Sharma e K.G. Mandal 2008. Prevalence of bovine coccidiosis at Patna. J. Vet. Parasitol, 22: 5-12.

57.Radostits, O.M., C.C. Gay, K.W. Hinchcliff e P.D. Constable. 2007. Veterinary Medicine: A Textbook of the Diseases of Cattle, Horses, Sheep, Pigs and Goats, 10th ed., São Paulo, Brasil. Elsevier Health Sciences, Philadelphia, PA, EUA. p. 1498-1506.

58.Rehman, T.U., M.N. Khan, M.S. Sajid, R.Z. Abbas, M. Arshad, Z. Iqbal e A. Iqbal. 2011. Epidemiologia da Eimeria e factores de risco associados no gado do distrito de Toba Tek Singh. Pakistan Parasitology Research, 108: 1171-1177.-

Himmelstjerna, G.V., C. Epe, N. Wirtherle, V.V.D. Heyden, C. Welz, I. Radeloff, J. Beening, D. Carr, K. Hellmann, T. Schnieder e K. Krieger. 2006. Clinical and epidemiological characteristics of Eimeria infections in first-year grazing cattle. Vet. Parasitol, 136: 215-221.

60.Sajid, M.S., Iqbal, Z., Shamim, A., Siddique, R.M., Hassan, M.J.U., Rizwan, H.M., 2017. Distribuição e abundância de carrapatos que infestam a população de gado ao longo da rodovia Karakorum de Mansehra a Gilgit, Paquistão. J. Hellenic Veterinary Med. Soc. 68, 51-58. https://doi.org/10.12681/jhvms.15556.

61.Seyoum and Tora Bulletin of the National Research Centre (2023) 47:32 Page 14 of 14 Knight-Jones TJD, Rushton J (2013) The economic impacts of foot and mouth disease-What are they, how big are they and where do they occur? Prev Vet Med 112:161-173.

62. Shome R, Filia G, Padmashree BS, Krithiga N, Shay S, Triveni K, Shome BR, Mahajan V, Singh A, Rahman H. **Avaliação do ensaio de fluxo lateral como teste de campo para a investigação de um surto de brucelose numa exploração organizada de búfalos: Um estudo piloto. Veterinary World. 2015. EISSN: 2231-0916

63. Singh RK, Sharma GK, Mahajan S, Dhama K, Basagoudanavar SH, Hosamani M, Sreenivasa BP, Chaicumpa

W, Gupta VK, Sanyal A (2019) Vírus da febre aftosa: imunobiologia, avanços nas vacinas e estratégias de vacinação que abordam as falhas das vacinas - uma perspetiva indiana. Vaccines 7:90. https://doi.org/10.3390/vaccines7030090

64.SONULE, S. V., B. W. NARLADKAR, B. S. KHILLARE, AND S. T. 55.KALWAGHA. 2011. Prevalence of lice infestation in ruminants (Prevalência de infestação por piolhos em ruminantes). Indian Veterinary Journal 88: 75-76.

65 Soulsby, E.J.L. 2006. Helminths, Arthropods and Protozoa of Domesticated Animals (Helmintos, Artrópodes e Protozoários de Animais Domésticos).

66.Taylor, M.A., R.L. Coop e R.L. Wall. 2007. Veterinary Parasitology, 3ª ed., São Paulo: Editora abril, 2007

67.Wagari A (2016) Soroprevalência da febre aftosa em touros de origem Borana colocados em quarentena em Adama. Int J Biochem Biophys Mol Biol 1:1. https:// doi.org/10.11648/j.ijbbmb.20160101.11

68.Woji, A.Y., D.A. Little e O.A. Ikwuegbu. 1994. Prevalência de infecções coccidiais na cabra anã da África Ocidental na zona sub-húmida Buffalo Bulletin (abril-junho 2017) Vol.36 No.2 438 da Nigéria. Trop. Anim. Health Prod., 26: 1-6.

69.Zajac, A.M. e G.A. Conboy. 2006. Veterinary Clinical Parasitology. Blackwell Publishing, EUA

70.Zerabruk G, Romha G, Rufael T (2014) Investigação sero-epidemiológica da febre aftosa em bovinos geridos em sistema de criação extensiva em Tigray, no norte da Etiópia. Glob Vet 13:112-116

71.Molini, U., Boshoff, E., Niel, A., Phillips, J., Khaiseb, S., Settypalli, T., et al. (2021). Deteção do vírus da doença da pele irregular em um eland assintomático (*Taurotragus oryx*) na Namíbia. *J. Wildl. Dis.* 57, 708-711. doi: 10.7589/JWD-D-20-00181

72.Sprygin, A., Pestova, Y., Wallace, D. B., Tuppurainen, E., e Kononov, A. V. (2019a). Transmissão do vírus da doença da pele irregular: uma breve revisão. *Virus Res.* 269:197637. doi: 10.1016/j.virusres.2019.05.015

73.Mazloum, A., Van Schalkwyk, A., Babiuk, S., Venter, E., Wallace, D. B., & Sprygin, A. (2023). "Doença de pele irregular: história, compreensão atual e lacunas de pesquisa no contexto da expansão geográfica recente." *Frontiers in Microbiology*, 14, Número do artigo: 1266759. https://doi.org/10.3389/fmicb.2023.1266759

74.Haegeman, A., De Leeuw, I., Mostin, L., Campe, W. V., Aerts, L., Venter, E., et al. (2021b). Avaliação comparativa de vacinas vivas atenuadas baseadas no vírus da doença da pele grumosa. *Vaccines (Basileia).* 9:473. doi: 10.3390/vaccines9050473

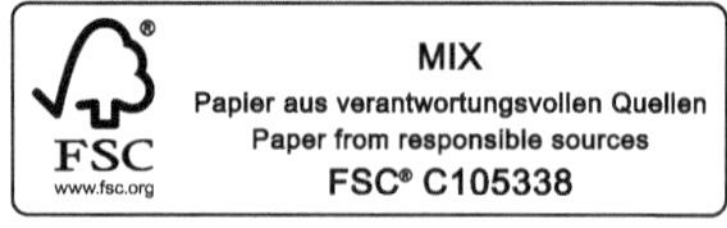

Printed by Books on Demand GmbH, Norderstedt / Germany